Christine Jüngling - Jann Wienekamp

Das Zaubermittel

oder Wie man fast alles schaffen kann, wenn man es sich nur zutraut

albarello

„Kai, du bist dran“, sagt die Kindergärtnerin. Kai hat sich ganz hinten angestellt mit etwas Abstand zu den anderen Kindern und hofft, dass er vergessen wird. Aber jetzt hat ihn die Kindergärtnerin ermahnt und er muss über diesen riesigen Holzkasten springen. Alle Kinder waren schon dran und alle haben es geschafft.
Kai hat Angst. Er hat oft Angst, eigentlich fast immer. „Das schaffe ich nie“, murmelt er.
Die anderen Kinder lachen. „Unser kleiner, schwacher Kai traut sich nie“, spottet Carlo, der größte Junge im Kindergarten. Er ist genauso alt wie Kai, aber fast zwei Köpfe größer. „Na, nun spring schon, du Angsthase!“, ruft Sven. „Sonst stehen wir morgen noch hier.“
Zögernd läuft Kai los, doch er ist viel zu langsam und der Schwung reicht nicht aus, um über den Kasten hinwegzuspringen. Deshalb bleibt Kai oben auf dem Kasten sitzen und schämt sich, wie er es oft tut.
Die anderen Kinder und sogar seine Kindergärtnerin lachen über den kleinen Kai auf dem großen Kasten. Aber Kai ist gar nicht zum Lachen zu Mute, ihm kommen fast die Tränen.

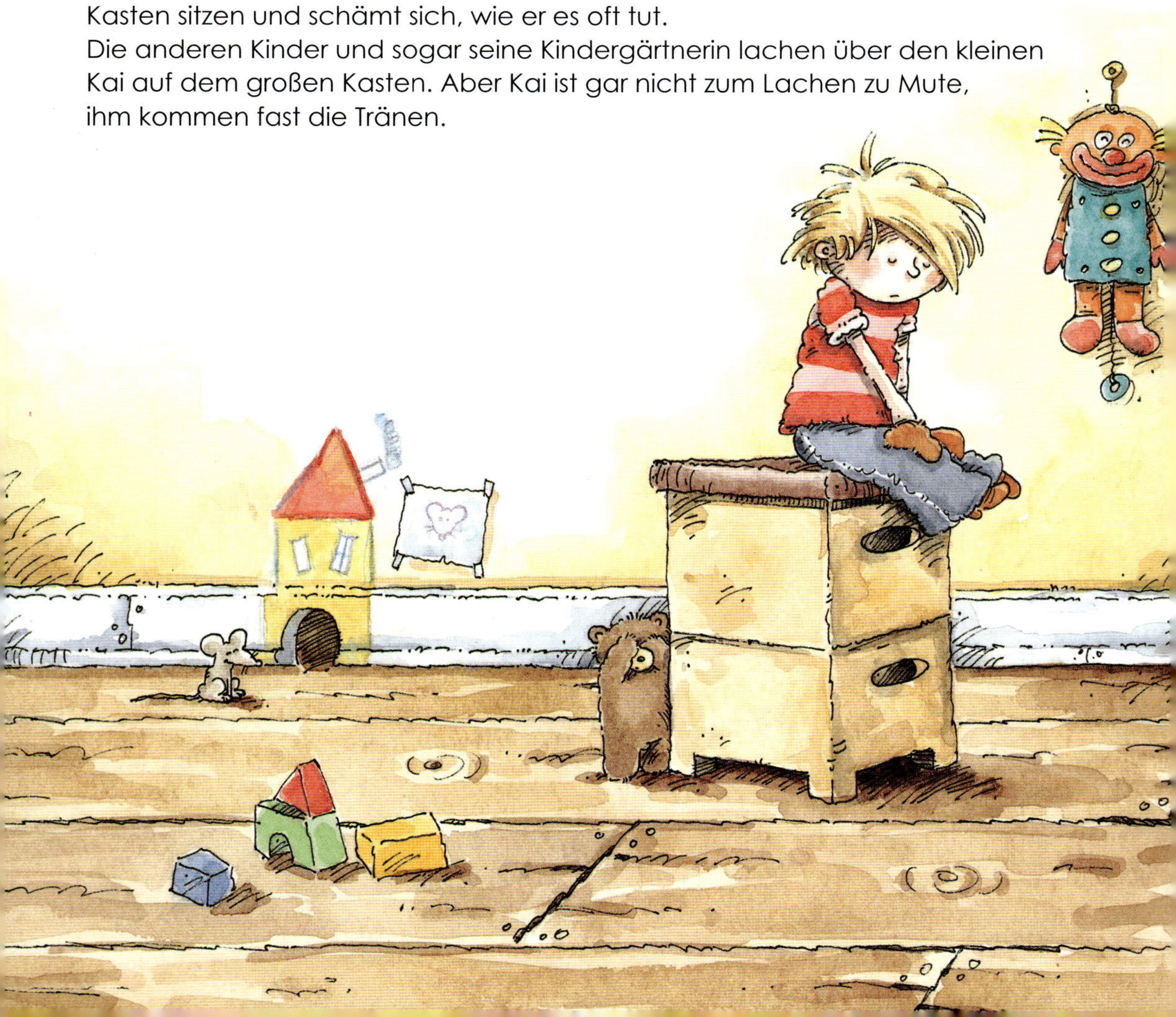

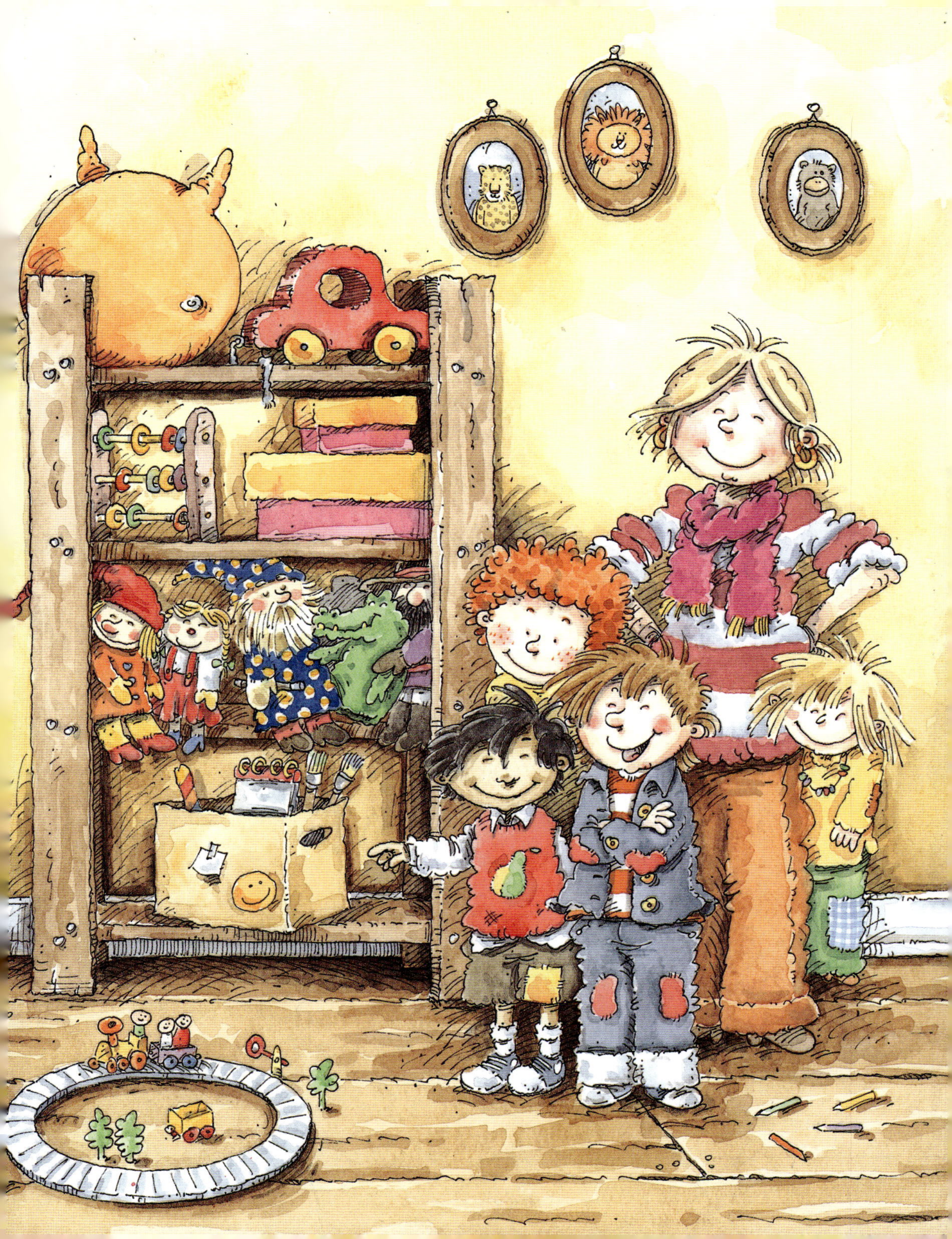

Eigentlich hat Kai nur einen Freund, und das ist sein Großvater. Zu ihm kann Kai immer gehen, wenn er traurig ist. Auch heute geht Kai wieder zu ihm und weint ein bisschen, während der Opa ihn fest in seine Arme schließt.
„Ach, Opa", schluchzt Kai. „Am liebsten würde ich nie mehr in den Kindergarten gehen, dort mag mich sowieso keiner. Alle lachen mich aus, weil ich so ängstlich bin."
„Auch kleine Jungen können stark sein", antwortet der Großvater, „und du auch. Da bin ich ganz sicher."
„Kannst du mir nicht helfen, mutiger zu werden?", fragt Kai.
„Mal sehen, was sich machen lässt", sagt der Großvater. „Aber ich brauche etwas Zeit zum Nachdenken. Komm doch morgen wieder zu mir."

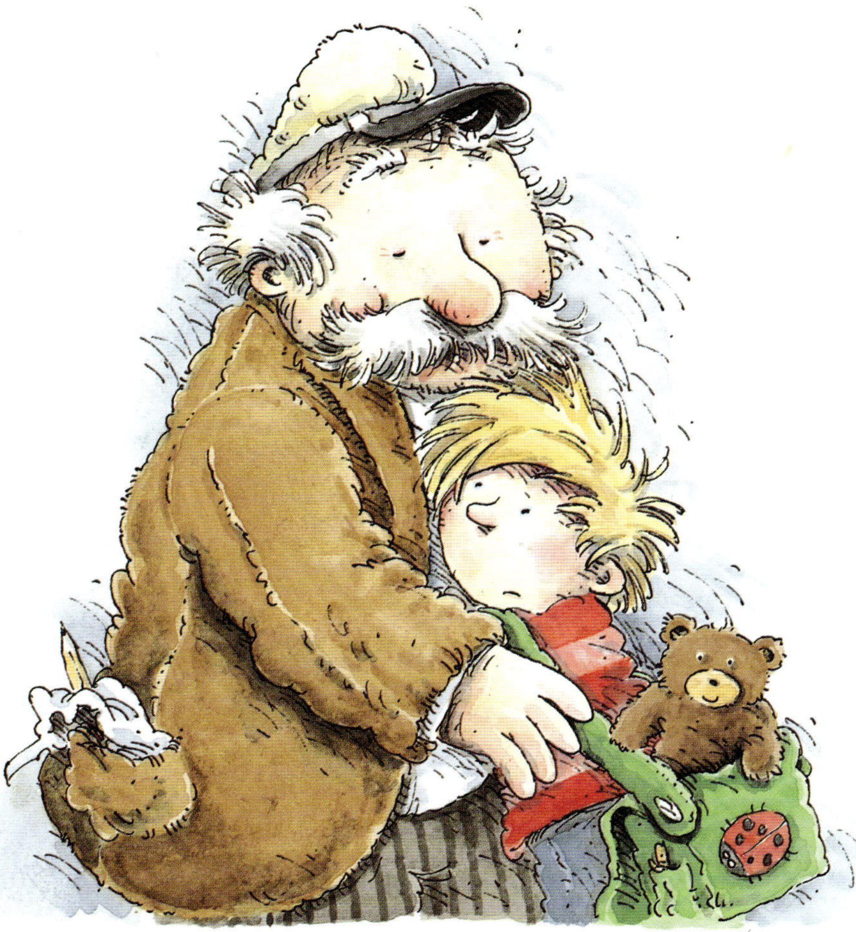

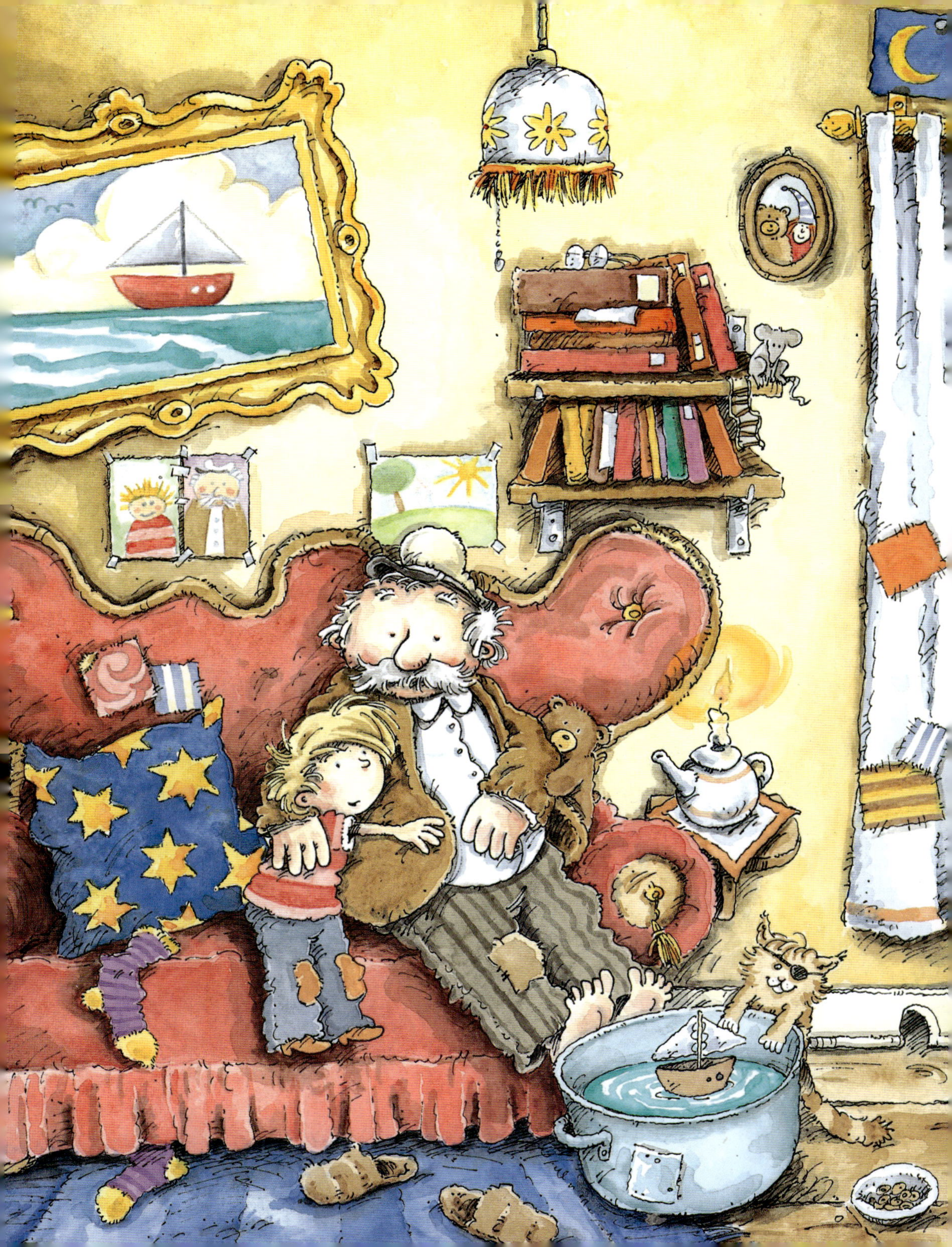

Am nächsten Morgen ist Kai sehr müde, als ihn seine Mutter weckt.
„Ich mag gar nicht in den Kindergarten gehen", sagt er. „Heute soll jedes Vorschulkind eine Strophe von einem Gedicht aufsagen, da machen sich wieder alle lustig über mich."
„Aber warum denn das?", fragt die Mutter. „Du hast es doch so gut gelernt."
„Ja, schon, aber wenn mich alle so angucken, fange ich bestimmt an zu stottern", jammert Kai.

Im Kindergarten ist es dann genau so, wie Kai es gesagt hat: Als die Kindergärtnerin ihn auffordert, seine drei gelernten Sätze aufzusagen, bekommt er einen roten Kopf und gerät sofort ins Stocken, als er die vielen Gesichter vor sich sieht. Kai bemerkt, wie die anderen Kinder über ihn kichern. Er fängt an zu weinen und läuft schnell aus dem Gruppenraum. Ganz einsam und unglücklich fühlt er sich. „Sogar Nina hat gelacht", denkt er zornig, „und ich habe gedacht, sie wäre meine Freundin."

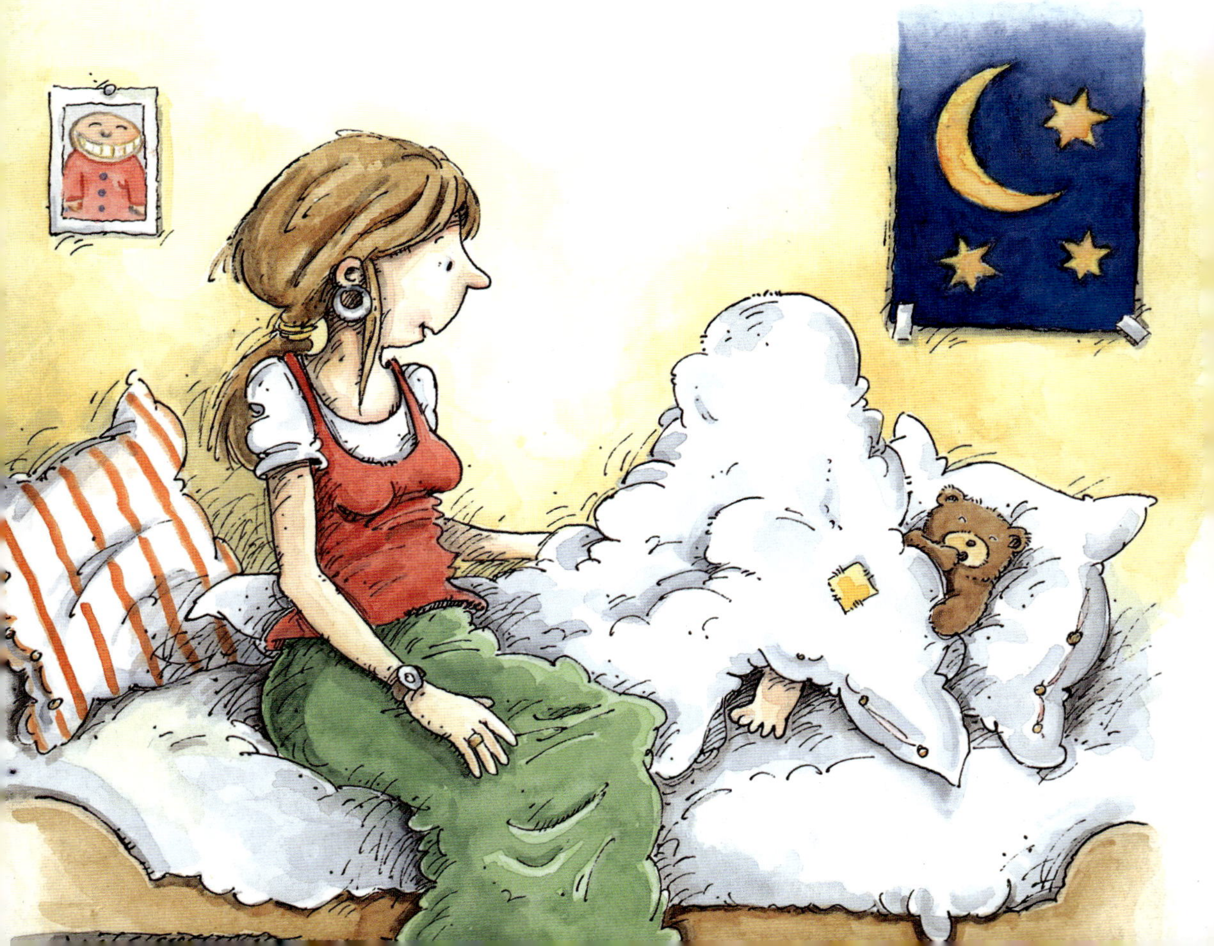

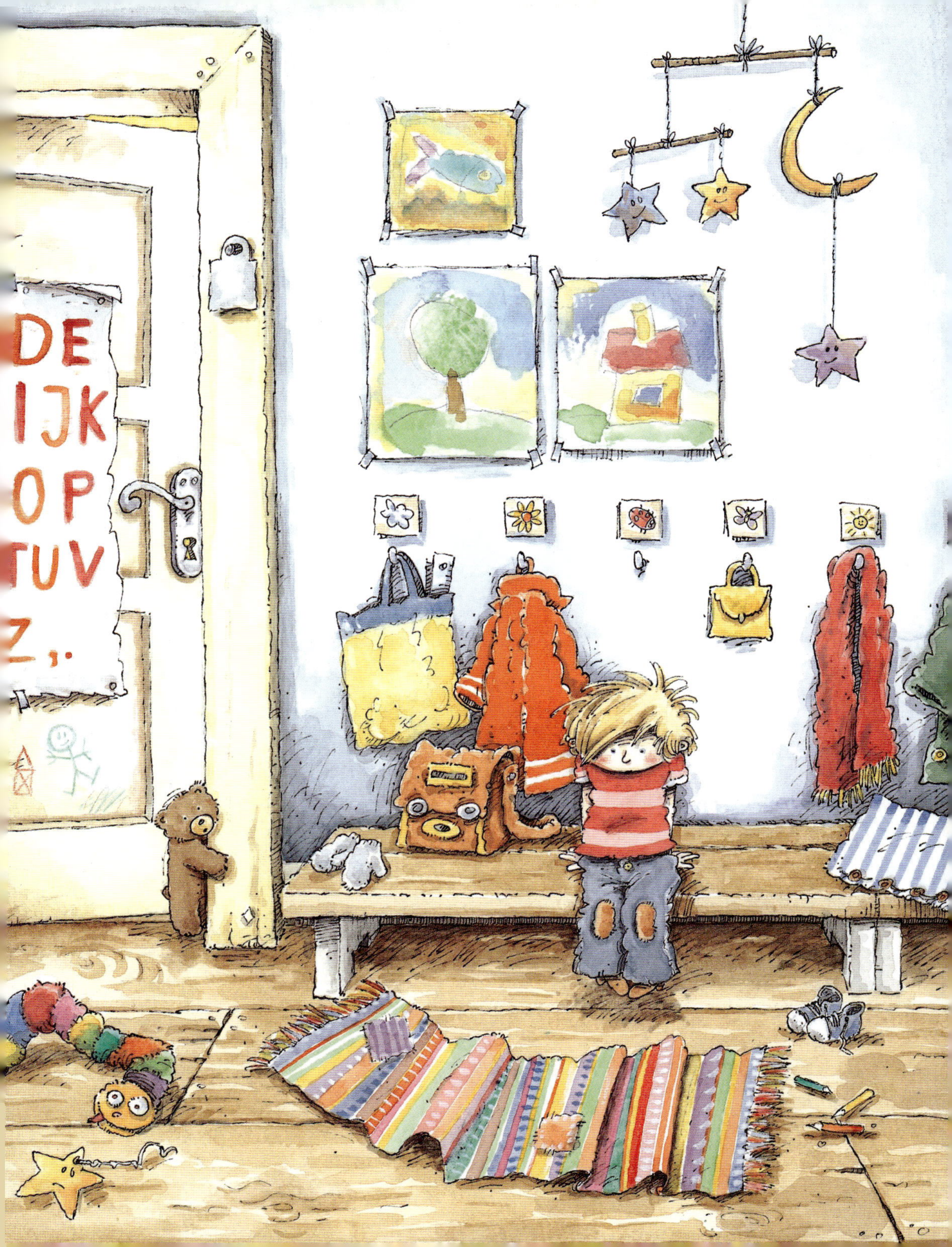
DE
IJK
OP
TUV
Z,.

„Vielleicht“, denkt Kai, „hat Opa ja heute einen Rat für mich.“
Deshalb läuft er auch gleich nach dem Kindergarten zu Opa, um ihn zu fragen. „Opa, Opa, ist dir etwas eingefallen, das mir helfen könnte?“
„Tja“, antwortet der Großvater, „ich habe da etwas ganz Tolles für dich erfunden, Kai. Das wird dir sicher helfen.“
Und er geht an den Küchenschrank, um ein kleines, blaues Fläschchen herauszuholen, das er Kai in die Hand drückt.
„Was ist denn das?“, fragt Kai ihn.
„Das, mein Kind, ist etwas ganz Besonderes“, antwortet der Großvater. „Es ist ein Zaubermittel! Wenn du jeden Morgen einen winzigen Schluck davon trinkst, wirst du an diesem Tag mutig und stark sein.“
„Wirklich?“ Kai ist ungläubig.
„Ganz sicher, dieser Zaubertrank wirkt immer.“
„Danke, Opa. Gleich morgen werde ich einen Schluck davon nehmen. Mal sehen, was passiert.“
Abends hat Kai gute Laune, weil er sich schon auf den nächsten Morgen freut. Er schläft schnell ein und träumt davon, ein mutiges Kind zu sein, das bei allen beliebt ist.

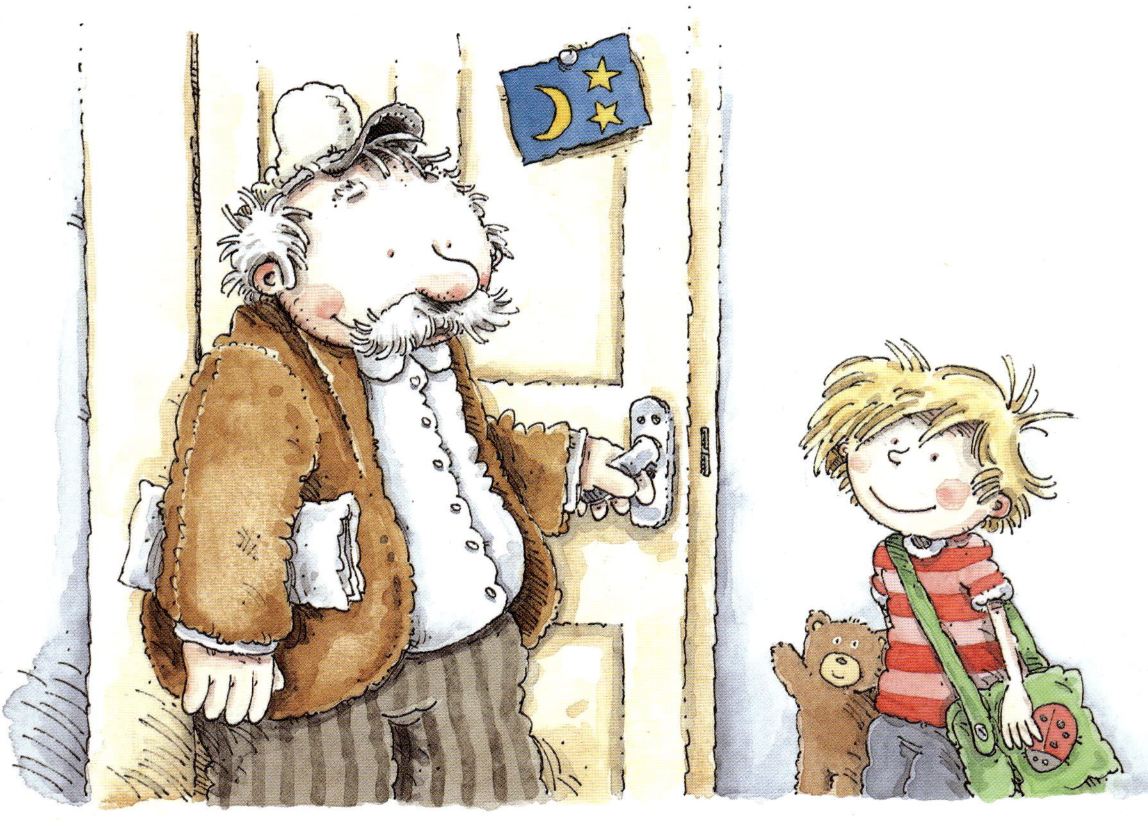

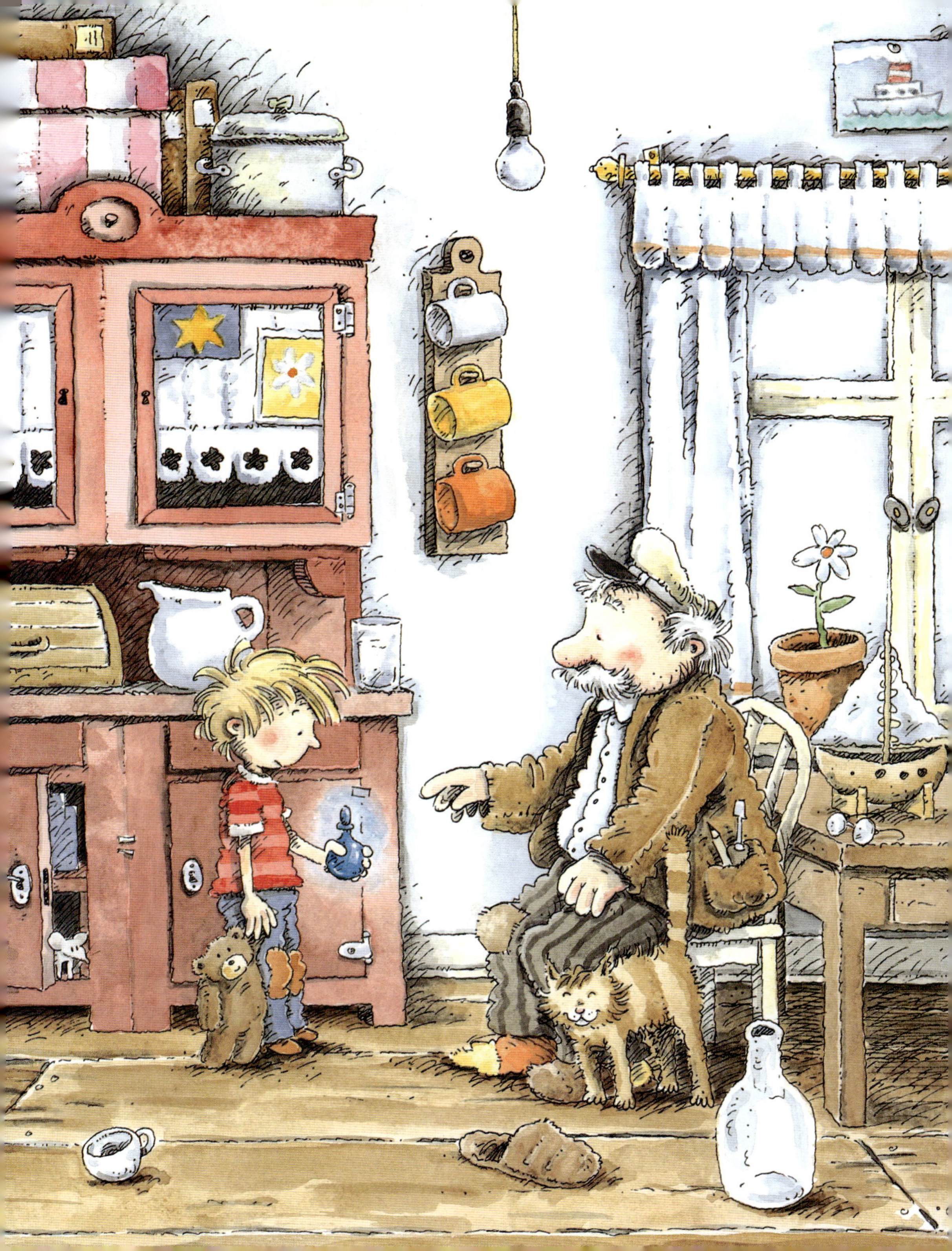

Sehr früh wird Kai am nächsten Morgen wach.
Er ist furchtbar aufgeregt und läuft ins Badezimmer. Nur noch waschen, Zähne putzen, anziehen und dann ... Ja, dann nimmt er den ersten Schluck vom Zaubertrank.
„Schmeckt eigentlich nach nichts“, denkt Kai, aber wirken wird es bestimmt, da ist er sich ganz sicher. Sein Großvater hat es ihm versprochen und was der verspricht, das hält er auch.

Bereits auf dem Weg zum Kindergarten fühlt Kai sich toll.
Und schon gleich kann er die Wirkung testen. Ein Mann mit einem riesigen Hund kommt ihm auf dem Bürgersteig entgegen.
Doch heute wechselt Kai nicht die Straßenseite, wie er es früher aus Angst vor dem Hund getan hätte.
Heute grüßt Kai den Mann freundlich und nichts passiert, rein gar nichts.
Der Hund läuft an ihm vorbei, ohne ihn anzufallen, und Kai hatte überhaupt keine Angst vor ihm.

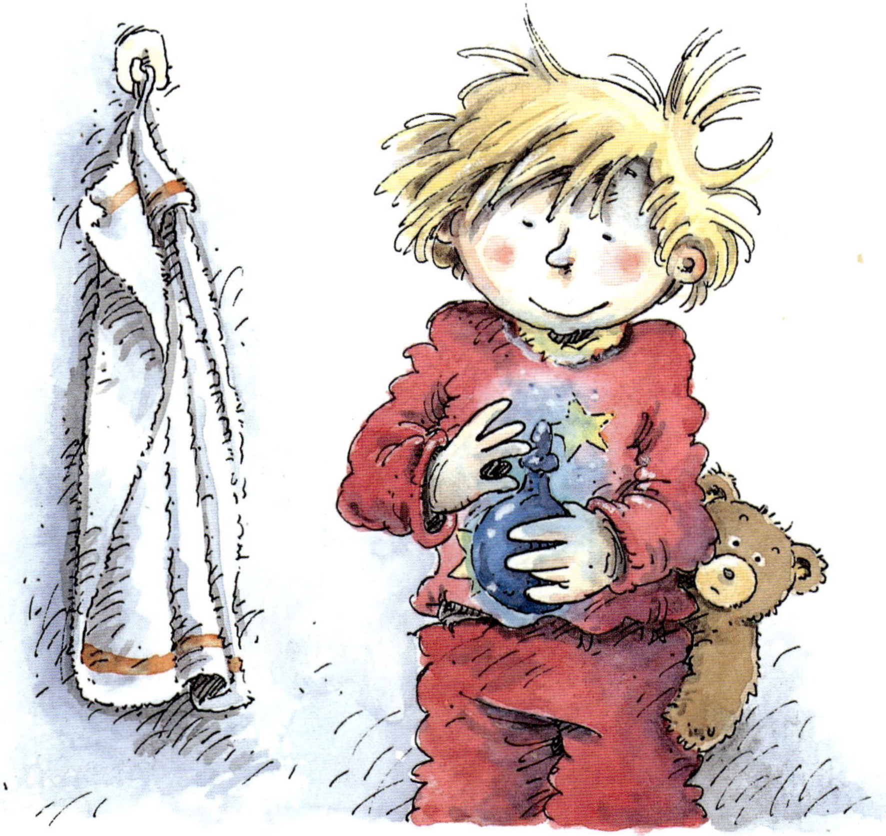

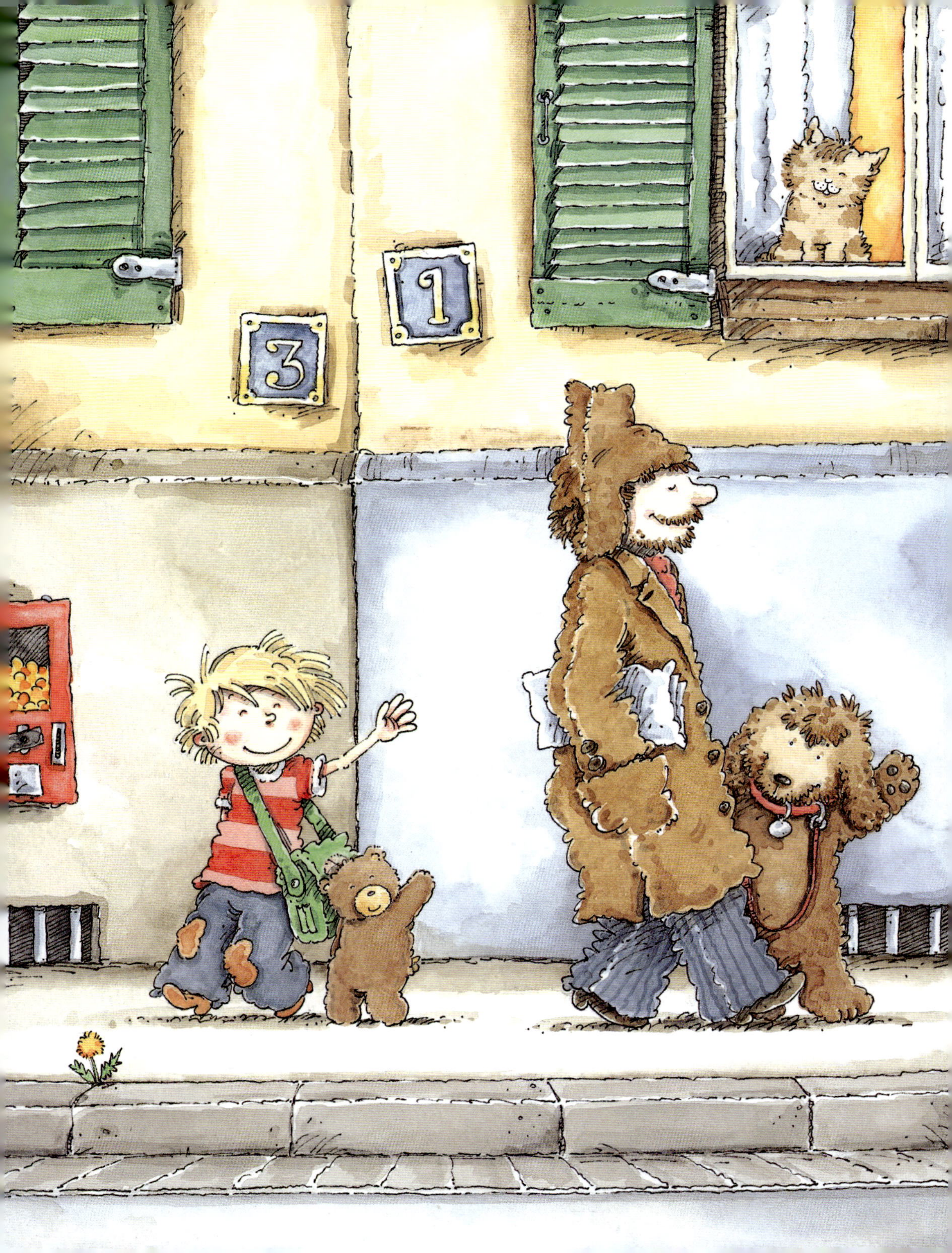
3
1

Im Kindergarten wundern sich die anderen Kinder heute über Kai, weil er so gute Laune hat. Er ist nicht so still und schüchtern wie sonst immer. Nein, er plaudert und lacht sehr viel.
Im Stuhlkreis lernen die Kinder heute ein neues Lied. Kai kennt es schon, er hat es mit seiner Mutter schon oft gesungen. Als er das der Kindergärtnerin erzählt, freut sie sich und sagt: „Das ist ja prima, Kai. Dann sing es uns doch einmal vor."
Alle machen sich darauf gefasst, dass Kai gleich wieder in Tränen ausbricht. Doch als er anfängt zu singen, können es die Kinder und auch die Kindergärtnerin kaum glauben. Kai singt mit einer wunderschönen, klaren Stimme alle fünf Strophen des Liedes, ohne auch nur einmal ins Stocken zu geraten. Es ist ganz still im Raum, weil Kai so schön singt. Und deshalb klatschen auch alle Kinder begeistert Beifall, als Kai fertig ist.
Kai ist glücklich. Zum ersten Mal seit langem ist er richtig glücklich und er strahlt über das ganze Gesicht.

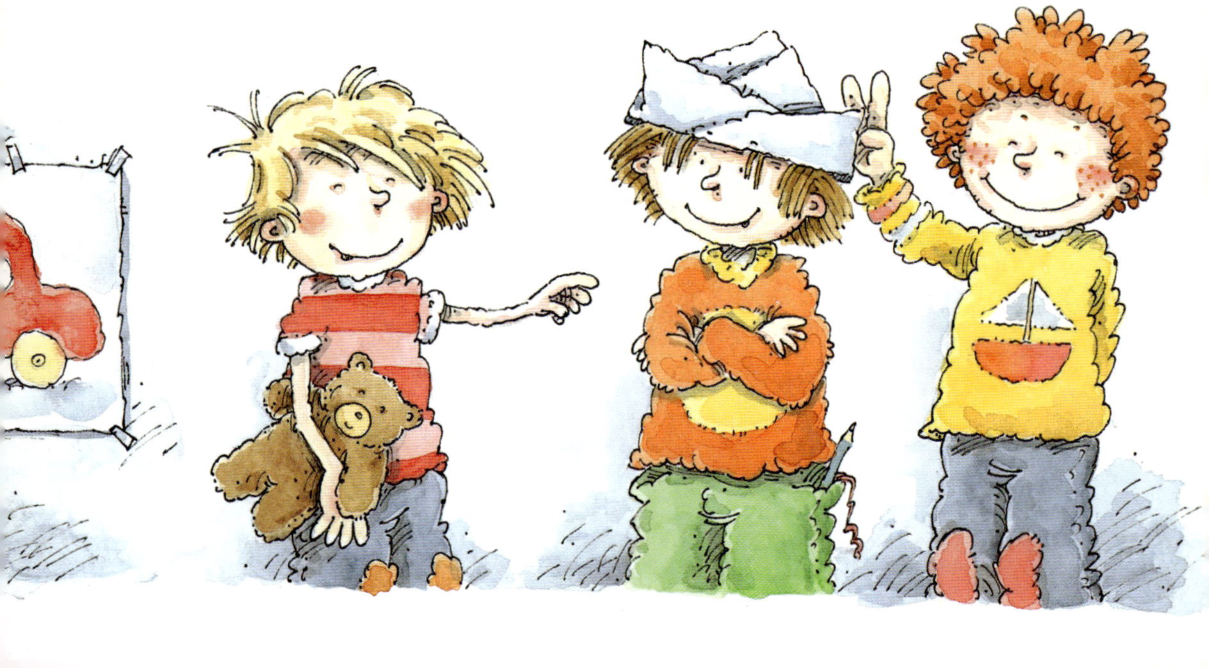

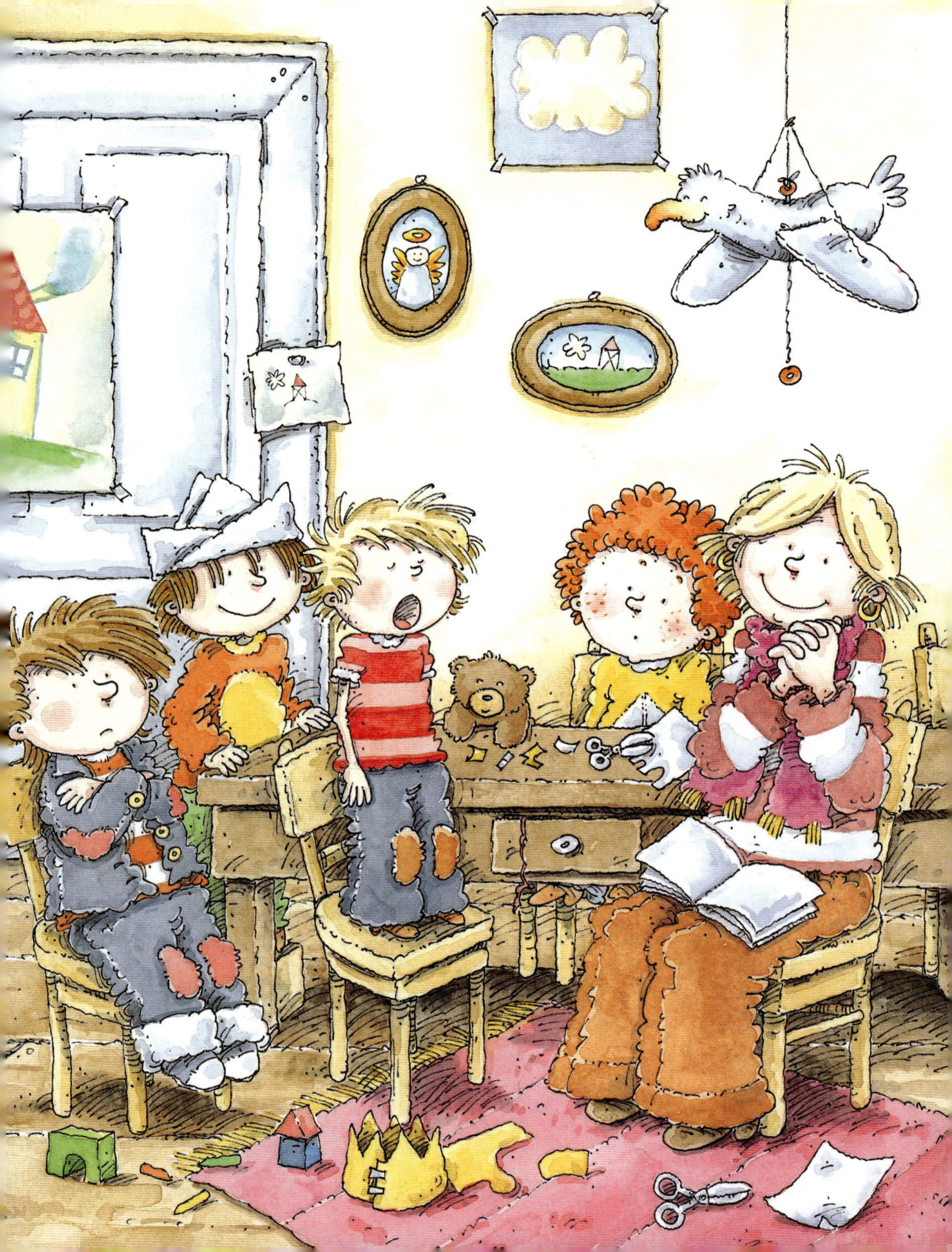

Draußen spielen die Jungen wieder Fußball. Doch heute setzt sich Kai nicht auf die Holzbank, um zuzuschauen.
Er geht auf die anderen zu und fragt laut: „Darf ich heute mal mitspielen? Ich habe so lange nicht Fußball gespielt."
„Du?", fragt Tim zurück. „Du hast doch Angst vor dem Ball."
„Ach, ich versuch's einfach mal", sagt Kai. Und das tut er dann auch.

Noch nie hat Kai Fußball spielen so viel Spaß gemacht. Es zeigt sich, dass er ein flinker Läufer ist, der oft vor seinem Gegner den Ball erreicht.
Die Mannschaft, in der Kai gespielt hat, gewinnt 5 : 0, und von den fünf Toren hat alleine Kai drei geschossen.
Selbst Tim ist sehr beeindruckt.

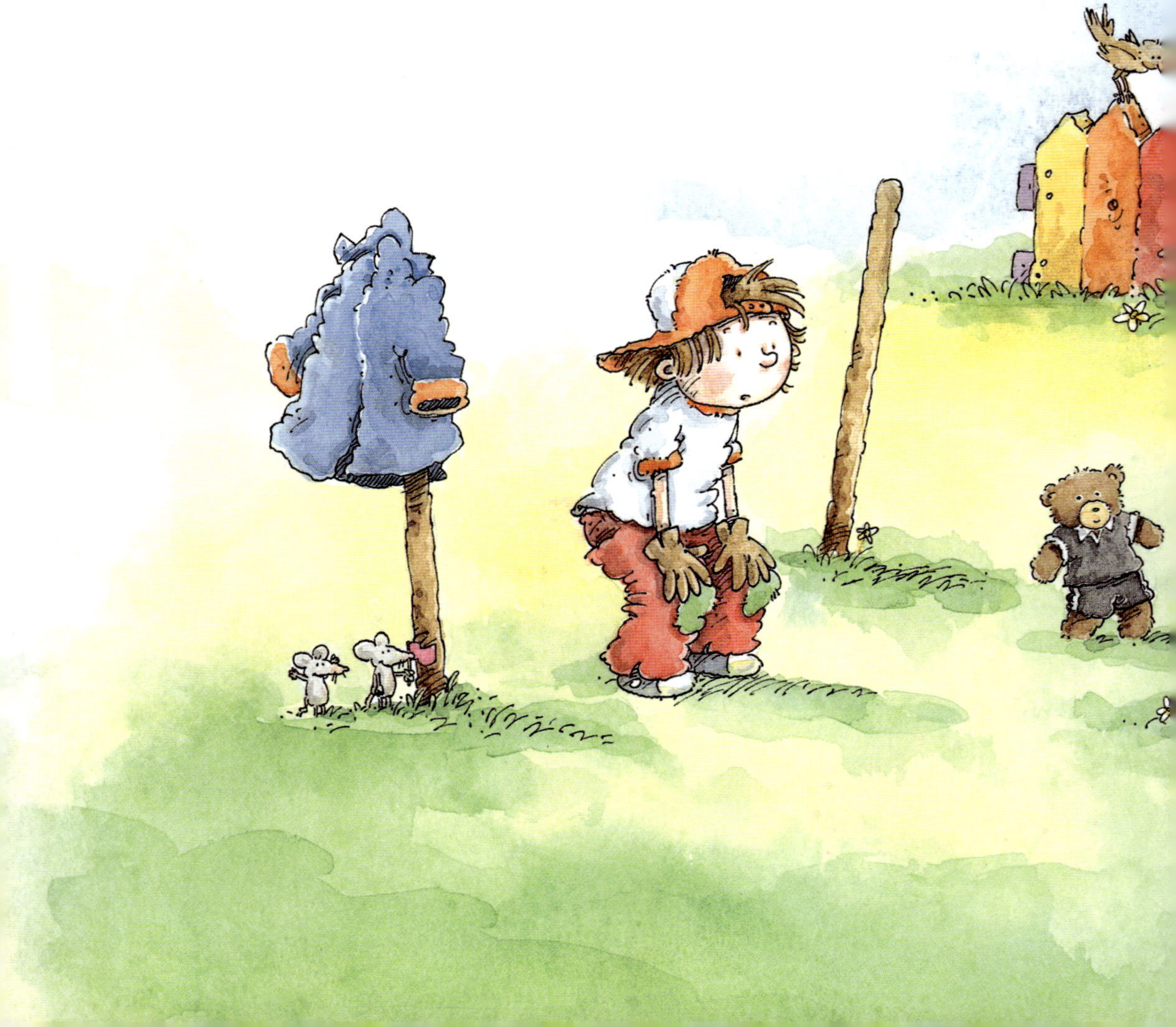

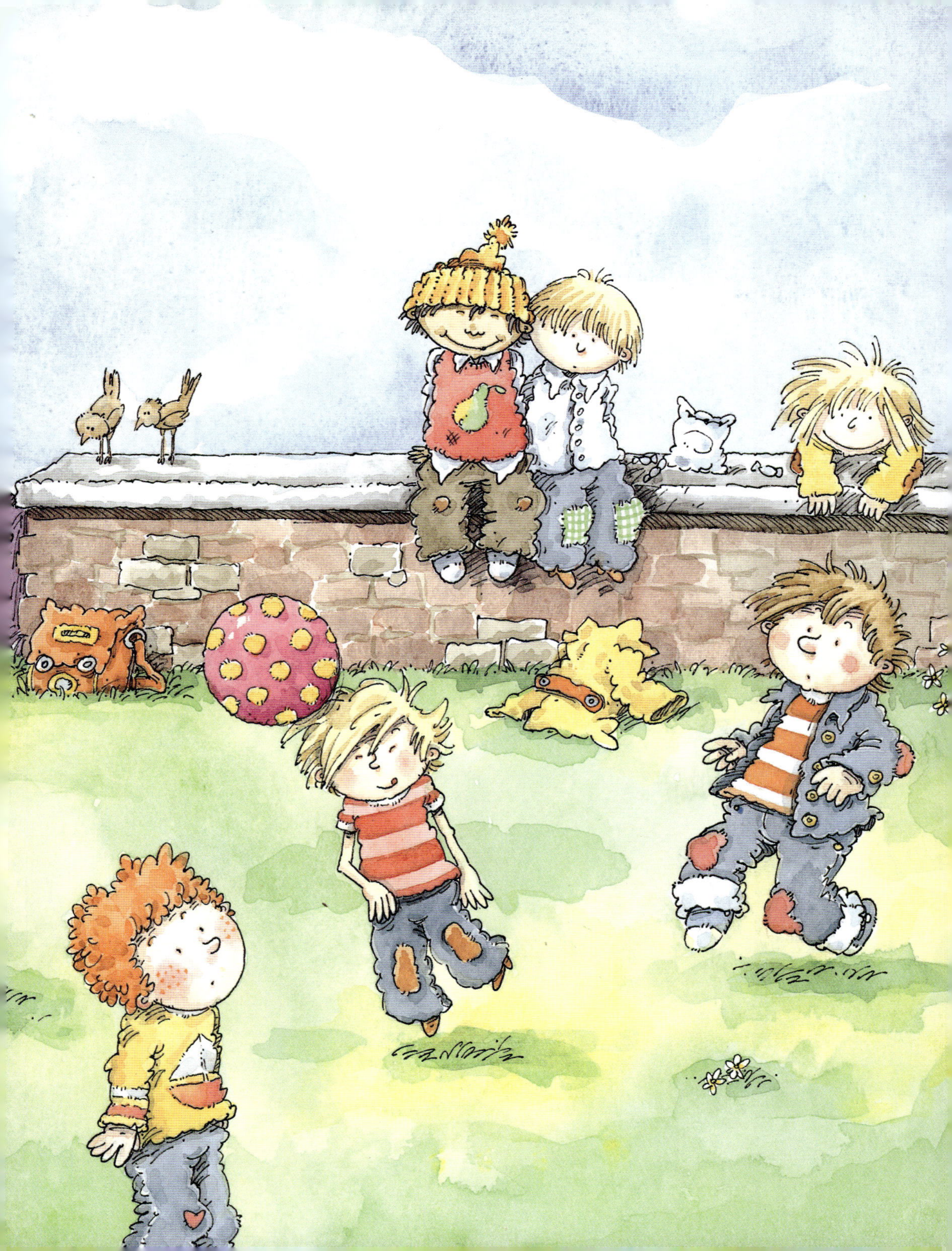

Fröhlich geht Kai nach dem Kindergarten mit den anderen Kindern nach Hause.
Dort angekommen, rennt er schnell die Treppe hinauf zu Opas Wohnung.
Kaum hat er die Tür geöffnet, ruft Kai ihm schon atemlos entgegen:
„Opa, Opa, das Zaubermittel hat gewirkt! Ich bin mutig geworden.
Ich habe keine Angst mehr und ich kann viel mehr, als alle denken,
und vor allem viel mehr, als ich je gedacht habe!"
Stürmisch wirft sich Kai in die Arme seines Großvaters.
„Na, siehst du, Kai", sagt der Opa, „ich habe es doch gesagt:
Dieser Zaubertrank wirkt immer."
„Ich freue mich schon auf morgen", sagt Kai. „Da habe ich nämlich
Schwimmkurs und ich möchte doch so gerne wissen, wie es ist,
vom Sprungbrett zu springen."
Der Großvater lächelt seinen Enkel an. „Ja", sagt er, „das kannst du mir
dann sicher morgen erzählen."

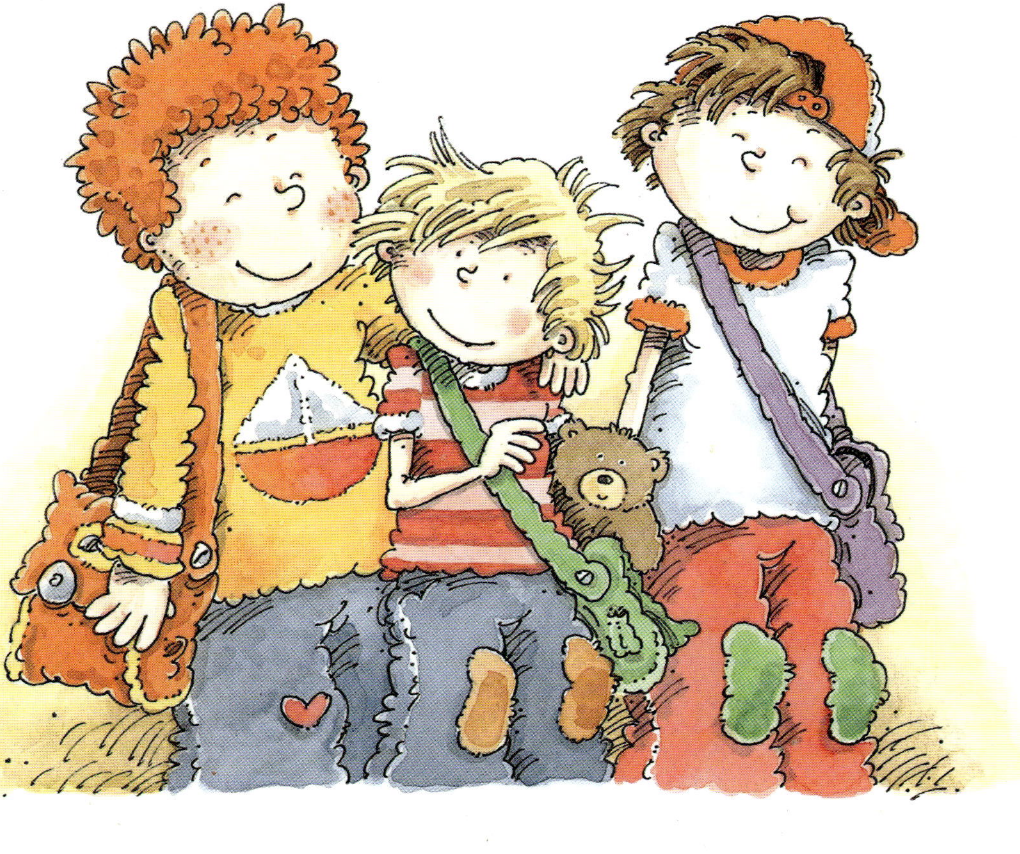

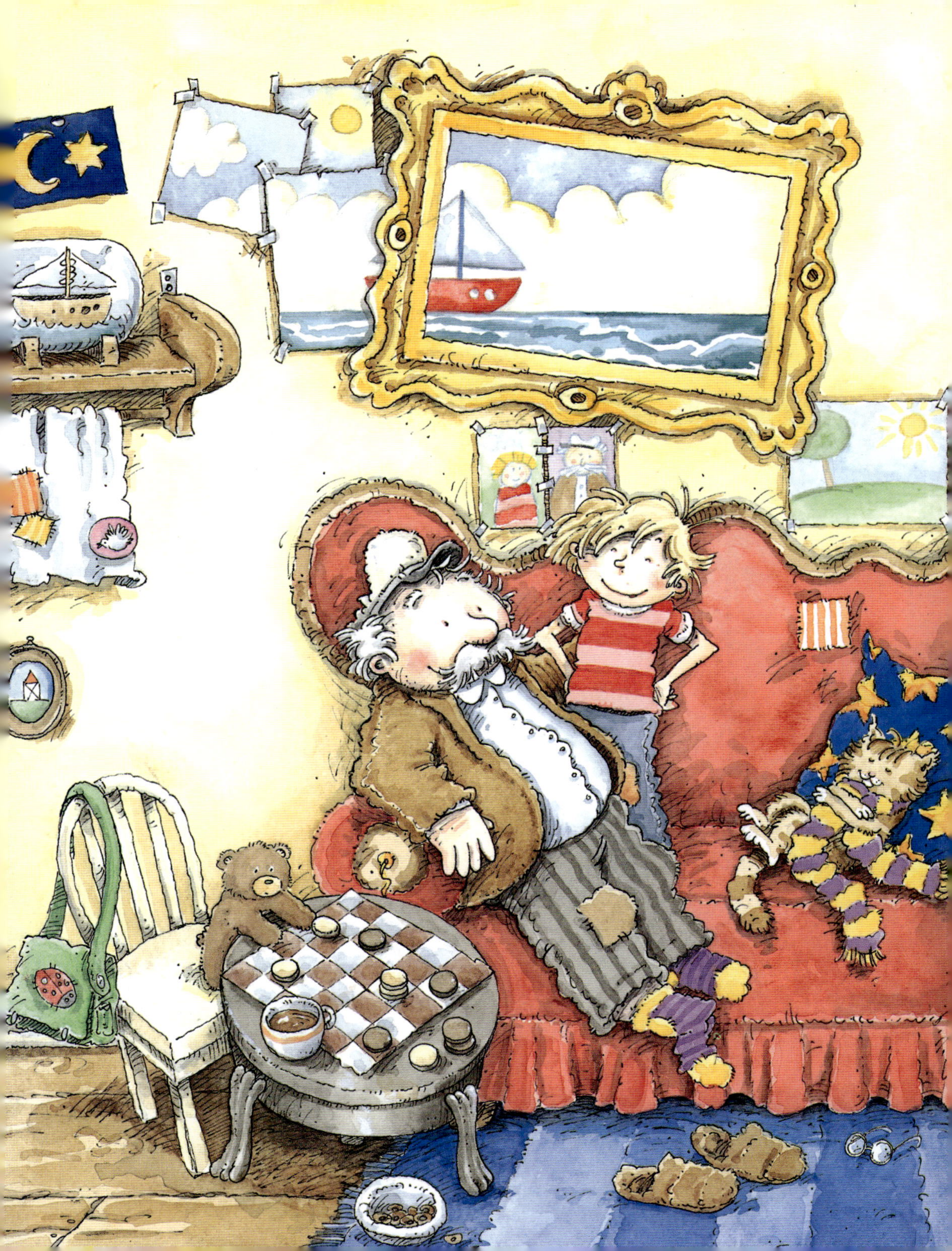

Im Schwimmkurs am nächsten Tag fragt der Schwimmlehrer lachend:
„Na, wer ist denn heute der Mutigste und springt zuerst vom Sprungbrett?"
Heute melden sich zwei Kinder. Carlo natürlich und, man glaubt es kaum, der kleine Kai.
„Na, Kai, dann zeig mal, was du kannst", sagt der Schwimmlehrer überrascht.
Die anderen Kinder beobachten gespannt, wie Kai die Leiter vom Sprungbrett hinaufklettert.
Wird Kai wirklich springen, wo er doch immer so ängstlich ist?
Nun steht Kai am Ende des Sprungbretts. Er schaut nach unten, zögert nur einen kleinen Moment lang und dann springt er kerzengerade ins Wasser.
Die anderen Kinder klatschen.
„Toll, Kai, du hast es geschafft!", ruft Tobias ihm zu.
Kai schwimmt zurück zum Beckenrand und steigt aus dem Wasser.
Er hat Herzklopfen vor lauter Freude.

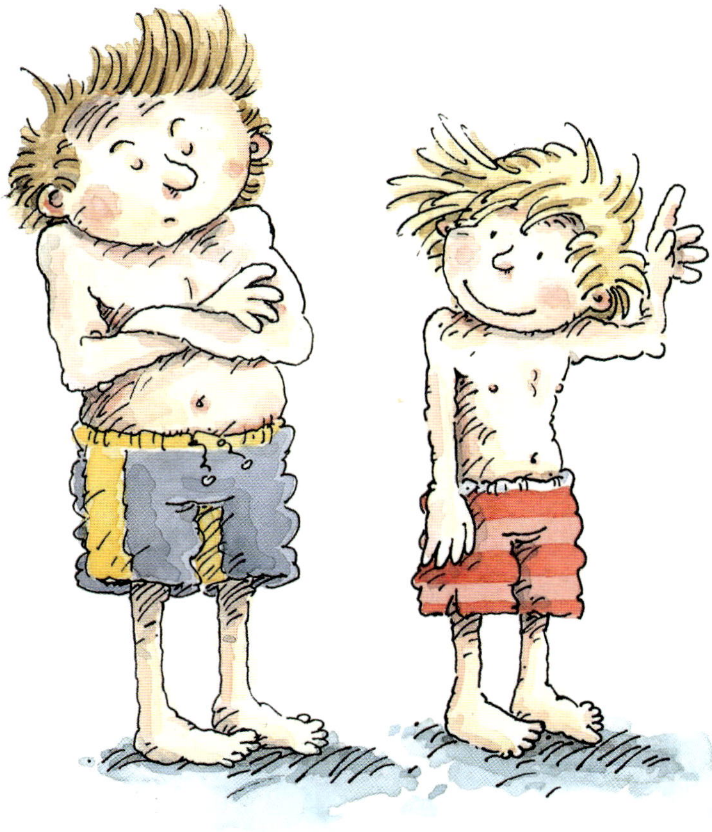